Raúl Cano Gea
Juan Pedro García Paños
Francisco Javier Carrillo Piñero

Artrodesis de la primera metatarsofalángica del pie

Raúl Cano Gea
Juan Pedro García Paños
Francisco Javier Carrillo Piñero

Artrodesis de la primera metatarsofalángica del pie

Versatilidad en el hallux rígidus, hallux valgus y otras deformidades del antepie

PUBLICIA

Impressum / Aviso legal
Bibliografische Information der Deutschen Nationalbibliothek: Die Deutsche Nationalbibliothek verzeichnet diese Publikation in der Deutschen Nationalbibliografie; detaillierte bibliografische Daten sind im Internet über http://dnb.d-nb.de abrufbar.

Información bibliográfica de la Deutsche Nationalbibliothek: La Deutsche Nationalbibliothek clasifica esta publicación en la Deutsche Nationalbibliografie; los datos bibliográficos detallados están disponibles en internet en http://dnb.d-nb.de.

Coverbild / Imagen de portada: www.ingimage.com

Verlag / Editorial:
PUBLICIA
ist ein Imprint der / es una marca de
OmniScriptum GmbH & Co. KG
Bahnhofstraße 28, 66111 Saarbrücken, Deutschland / Alemania
Email / Correo Electrónico: info@omniscriptum.com

Herstellung: siehe letzte Seite /
Publicado en: consulte la última página
ISBN: 978-3-8416-8162-1

ARTRODESIS DE LA PRIMERA METATARSOFALÁNGICA DEL PIE VERSATILIDAD EN EL HALLUX RIGIDUS, HALLUX VALGUS Y OTRAS DEFORMIDADES DEL ANTEPIE

Autor: Raúl Cano Gea

Coautores:
Juan Pedro García Paños
Francisco Javier Carrillo Piñero

Para mi mujer y mis hijas.

PRÓLOGO

Durante el periodo de aprendizaje de la especialidad o *residencia* pude aprender infinidad de cosas. Entre ellas, que tenía alguno de los compañeros más brillantes del sector (busquen entre los autores). Otras, que había técnicas quirúrgicas que no se realizaban por algún extraño motivo. Presentamos una experiencia conjunta de artrodesis metatarsofalángica del primer dedo del pie realizada entre el Hospital Clínico Universitario Virgen de la Arrixaca (Murcia) y el Hospital Rafael Méndez de Lorca (Murcia).

CAPÍTULO 1: INTRODUCCIÓN

La artrodesis de la articulación metatarsofalángica del primer dedo es una técnica que consiste, como cualquier artrodesis, en la fusión de ambos elementos óseos de dicha articulación (cabeza del primer metatarsiano y base de falange proximal del hallux).

Una de las principales indicaciones de la artrodesis metatarsofalángica en nuestro medio es el Hallux Rígidus, que se define como una artropatía metatarsofalángica y, en ocasiones también metatarsosesamoidea, que provoca limitación de la movilidad del primer dedo, principalmente a la flexión dorsal y a diferencia del hallux valgus, sin desviaciones tan significativas en el plano transversal del primer radio. Davies-Colley (1) fue el primero en definirla, como hallux flexus, al describir una flexión plantar de la falange proximal respecto a la cabeza del metatarso. Pero más tarde Cotterill (2) le dio el nombre de hallux rígidus por presentar limitación dolorosa a la flexión dorsal. Actualmente se denomina hallux límitus al estadio inicial con disminución de la dorsiflexión y hallux rígidus a la pérdida más acusada de la movilidad acompañada de cambios radiográficos.

La artrodesis metatarsofalángica también resulta útil en el tratamiento del Hallux Valgus con deformidad severa, con cambios artropáticos, en pacientes con artritis inflamatorias no controladas y en casos de recidivas de cirugías previas de Hallux Valgus insatisfactorias, sobre todo cuando el stock óseo de la cabeza del metatarsiano o de la primera falange está comprometido e impide o dificulta mucho la realización de una osteotomía.

La primera articulación metatarsofalángica es una enartrosis con un ángulo normal en valgo en el plano transversal del primer dedo (ángulo metatarsofalángico) inferior a 15º y un ángulo de inclinación dorsal de 25 a 30º en bipedestación en el plano sagital. Su rango de movimiento completo es de 110º, con una flexión plantar de 35º y flexión dorsal de 75º (3).

El Hallux Rigidus es la segunda patología más frecuente de la primera articulación metatarsofalángica del pie tras el hallux valgus (4) y aunque su tratamiento está bien definido, existen diferentes grados de severidad clínico-radiológica, lo que determina la elección del tipo de tratamiento y por lo tanto la efectividad del mismo.

Para poder entender mejor nuestro estudio, en los siguientes capítulos realizaremos una descripción detallada del Hallux Rígidus y de la técnica de la artrodesis metatarsofalángica aplicada a esta patología y a los casos indicados de hallux valgus y otras deformidades subsidiarias de la misma.

CAPÍTULO 2: EPIDEMIOLOGÍA-ETIOPATOGENIA DEL HALLUX RÍGIDUS

EPIDEMIOLOGÍA

En cuanto a su incidencia, la mayoría de los estudios establecen mayor prevalencia del hallux rigidus en el sexo femenino y en cuanto a la edad, una mayor prevalencia a partir de la cuarta década (4,5). Es a partir de esta década, por norma general, cuando se inician las manifestaciones clínicas. La afectación suele ser bilateral, aunque podemos encontrarnos casos de afectación unilateral, debidos principalmente a traumatismos; tanto episodios agudos como traumatismos de repetición en deporte o por causa laboral. Autores como Coughlin y Shurnas (4) establecen que en el 80% aproximadamente de los pacientes con afectación unilateral, desarrollan artrosis de la misma articulación en el otro pie. También algunos de los pacientes refieren antecedentes familiares de hallux rígidus.

Podemos definir dos tipos de hallux rígidus según su etiología, el primario y el secundario. Los primarios son aquellos que no se relacionan causalmente con ninguna enfermedad sistémica. Se comportan como una enfermedad progresiva de la articulación que se deteriora con el tiempo, pero los síntomas no suelen concordar con dicho deterioro, pudiendo causar una clínica florida en articulaciones poco deterioradas y unos síntomas más someros en articulaciones totalmente degeneradas. La progresión del hallux rígidus secundario estará relacionada con la actividad de la enfermedad que lo provoca.

Se han descrito numerosos factores determinantes para la aparición del hallux rigidus primario, aunque no se han podido establecer con resultados significativos (6,7,8). Como factores predisponentes podemos considerar el aplanamiento de la cabeza metatarsal en la proyección dorsoplantar de la radiografía en carga, hecho que también se ha descrito para el hallux límitus funcional (8). Otros autores consideran que este aplanamiento es debido a la proyección radiológica. También se ha asociado su aparición a pies con fórmula index plus (primer metatarsiano largo en relación al segundo), al acortamiento de la fascia plantar, musculatura plantar (9) y principalmente a microtraumatismos de repetición, por ejemplo los provocados por deportes como el fútbol.

El hallux rígidus secundario está relacionado con traumatismos agudos conocidos, secuelas de cirugías sobre primer radio, principalmente tras artroplastias de resección tipo Keller Brandes, hiperuricemia, artritis reumatoide o psoríasica u otras patologías del cartílago como la osteocondritis disecante.

ETIOPATOGENIA

En un pie normal, los centros de rotación de la primera articulación metatarsofalángica son constantes en todo el arco de movimiento y se sitúan en la cabeza del metatarsiano, mientras que en el hallux rígidus se localiza por fuera o excéntricamente de la cabeza del metatarsiano (3,10). Esto puede originar la aparición de la exóstosis dorsal, la degeneración articular y la retracción de las partes blandas yuxtaarticulares que limitarán cada vez más la movilidad articular. También existe una afectación de los sesamoideos, debido a la retracción de las estructuras plantares, con un desplazamiento de los centros de rotación que provoca una compresión de las superficies articulares durante todo el arco de movimiento y ocasiona una disminución de la movilidad (10).

CAPÍTULO 3: MANIFESTACIONES CLÍNICAS Y DIAGNÓSTICO DEL HALLUX RÍGIDUS

Los pacientes con hallux rígidus manifiestan un inicio insidioso de dolor, tumefacción y rigidez en la primera articulación metatarsofalángica de características mecánicas. En las fases iniciales vamos a observar como el dolor se produce en los últimos grados de flexión dorsal y plantar, existiendo una pérdida de la flexión dorsal pasiva con una flexión plantar conservada. A medida que la enfermedad avanza, la articulación se sitúa en flexo y aparece la deformidad característica debido a los osteofitos dorsales, los cuales ocasionan incongruencia con el calzado provocando desde bursitis a lesiones cutáneas. El aumento de la clínica en la evolución de la patología se acompaña de una pérdida de movilidad progresiva o bien de un dolor cada vez ante menor movimiento. Debido al dolor y a la falta de movilidad del primer radio se produce a su vez una alteración de la marcha, ya que durante el tercer Rocker de la marcha o fase propulsiva, ésta debe realizar una flexión dorsal de unos 65º, y al estar disminuida la movilidad el pie supina para intentar suplir esta función con los dedos menores, hecho que puede provocar metatarsalgia en los metatarsos centrales o en ocasiones, aparecer queratosis y dolor localizado en la cabeza del quinto metatarso. También podemos ver que la articulación interfalángica se sitúe en hiperextensión (deformidad en cuchara) para compensar la limitación de la dorsiflexión de la primera metatarsofalángica, apareciendo una queratosis plantar interfalángica característica (7,8). (Fig 1).

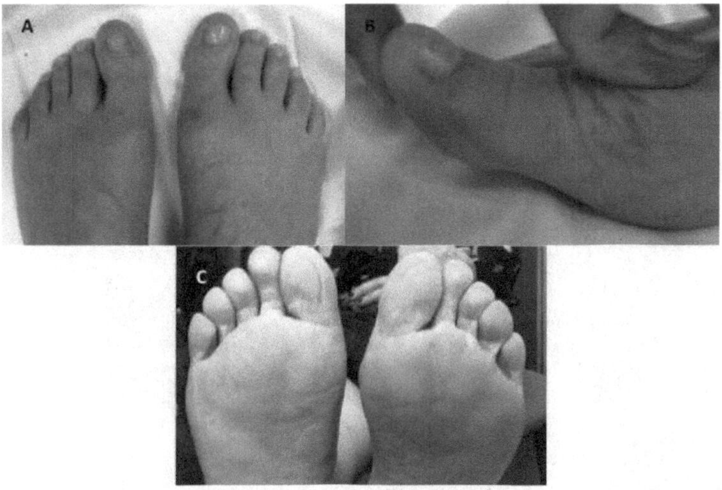

Fig.1. Imágenes clínicas dorsal (A), lateral (B) y plantar (C) que muestran las deformidad, déficit de flexión dorsal y queratosis típicas del hallux rigidus.

En los estadios iniciales, al explorar al paciente en consulta, generalmente observamos dolor en la primera articulación metatarsofalángica (con o sin palpación de osteofitos dorsales o dorsolaterales) y limitación de su flexión dorsal al simular la carga. Con el paso del tiempo, esta limitación de la flexión dorsal se observa sin necesidad de simular la carga, es decir, encontramos una articulación poco móvil y el movimiento que conserva es doloroso.

Una vez completada la exploración física, para completar el estudio, podemos solicitar radiografías dorsoplantares y laterales de ambos pies, independientemente cual sea el afectado, y lo más importante, éstas deben ser siempre en carga. Con este estudio radiológico podemos valorar el grado de afectación articular, el estado de las articulaciones adyacentes así como la fórmula metatarsal, para establecer y planificar el tratamiento quirúrgico si el tratamiento conservador ha fracasado.

En la proyección dorsoplantar se puede observar desde un ligero pinzamiento articular con osteofitos en la región lateral de la primera metatarsofalángica, pasando por signos de esclerosis subcondral, hasta desaparición de la interlínea articular con múltiples osteofitos a su alrededor. La proyección lateral muestra el osteofito dorsal de la cabeza metatarsal y también el estrechamiento de la articulación. Puede observarse también elevación del primer metatarsiano respecto al resto (Fig.2)

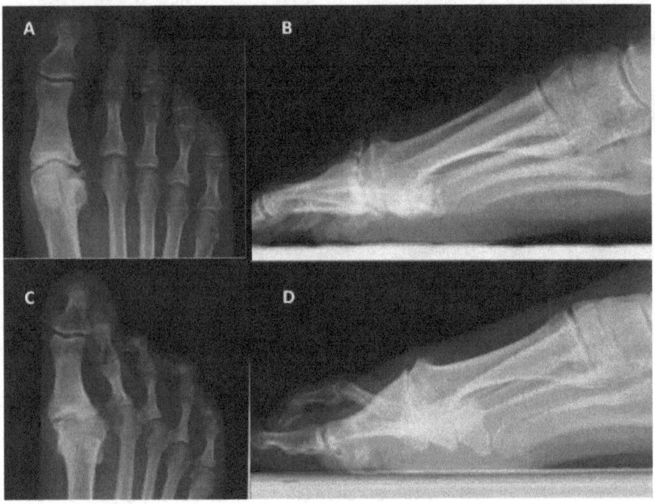

Fig.2. Rx dorsoplantar y lateral en carga que muestran distintos estadios radiológicos de pacientes afectos de hallux rigidus. Estadio 2 (A y B). Estadio 4 (C y D).

En casos seleccionados y principalmente para planificación de la cirugía podemos utilizar la tomografía computarizada (TC) para visualizar con más detalle el estado de la primera articulación metatarsofalángica (Fig.3)

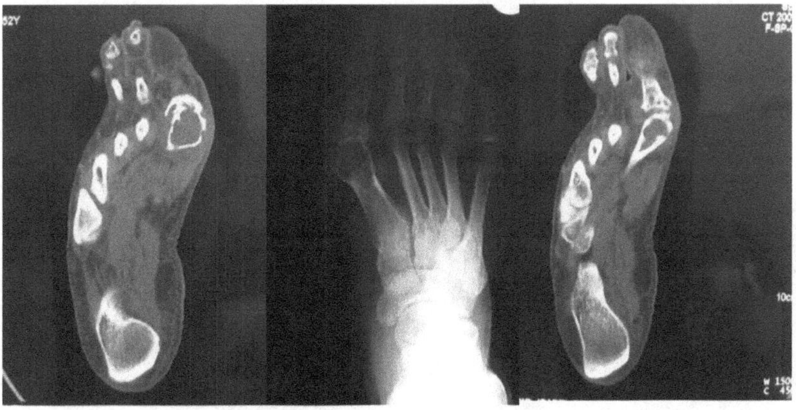

Fig.3. Imagen de radiografía en el centro, a ambos lados la TC donde se observa importante destrucción de la primera articulación metatarsofalángica.

Para determinar el tratamiento del hallux rígidus es aconsejable basarse en el estadio evolutivo, para poder establecer el pronóstico y según el mismo, planificar cual será el acto quirúrgico más favorable. No debemos olvidar la importancia de individualizar el tratamiento según la edad y las características del paciente. Los autores utilizamos para ello la clasificación de Coughlin y Shurnas (4), que estructura el Hallux rígidus basándose principalmente en la imagen radiológica de antepié y la modificación propuesta por Easley y Wiesel (11) que añaden los hallazgos en la exploración física (Tabla 1).

Grado	Coughlin y Shurnas (4) Radiografía	Easley y Wiesel (11) Exploración física
0	Normal	Sin dolor, rigidez sólo con disminución amplitud movimiento al simular la carga Hallux límitus funcional *
1 a	Osteofito marginal lateral. Interlínea articular conservada	Doloroso, flexión dorsal limitada con flexión plantar normal
1 b		Dolor dorsal o dorsolateral ocasional; Dolor a la flexión dorsal máxima (atrapamiento) o flexión plantar máxima(cápsula a tensión
2 a	Aplanamiento de la superficie metatarsal, esclerosis subcondral con un osteofito dorsal del metatarsiano y afectación de la interlínea articular	Dolor dorsal y dorsolateral moderado, justo antes de la flexión dorsal o plantar máxima
2 b		Dolor dorsal o dorsolateral en toda la amplitud de movimiento
3	Osteofito dorsal y lateral evidentes, afectación de los sesamoideos, deterioro grave de la interlínea con un pinzamiento articular superior a un cuarto de la articulación	Rigidez y dolor constante; dolor intenso al final de la flexión dorsal o plantar, pero no a la mitad de la amplitud de movimiento
4	Destrucción de las superficies articulares evidente y se asocia con una osteofibrosis grave.	Como el grado 3 más; dolor en la mitad de la amplitud de movimiento

Tabla 1. Clasificación del Hallux Rígidus según Coughlin y Shurnas (4) modificada por Easley y Wiesel (11). * aportación de los autores

CAPÍTULO 4: TRATAMIENTO DEL HALLUX RÍGIDUS

Consideramos que como en casi toda la patología de pie y tobillo, se debe comenzar por un tratamiento conservador, que por un lado, en muchas ocasiones mejora la calidad de vida del paciente y hace innecesario el tratamiento quirúrgico, y por otro lado, en ocasiones nos permite filiar mejor la sintomatología. El tratamiento conservador incluye modificaciones de la vida diaria, pérdida de peso, medicación analgésica como en la mayoría de las patologías en traumatología. Para esta patología en concreto también utilizamos plantillas con extensión de Morton rígida bajo la primera metatarsofalángica, las cuales en los últimos años estamos cambiando por cuña cinética de Dananberg, que facilitan la flexión dorsal del primer dedo. Hemos de reconocer que nuestros resultados con estas modificaciones ortésicas no son del todo satisfactorios (ya que a veces es difícil adaptar las plantillas a un calzado de serie habitual, lo que conlleva un bajo cumplimiento del tratamiento). En cambio, hemos observado que el uso de zapato con suela en balancín disminuye el dolor y mejora la calidad de vida del paciente, ya que al disminuir por inercia la fase propulsiva, realiza parte del trabajo de flexión dorsal del primer dedo disminuyendo el dolor y la inflamación articular. Asociados a estos tratamientos, también pautamos estiramientos del sistema Aquileo calcáneo plantar cuando encontramos en la exploración un equinismo ya sea de todo el tríceps sural o sólo gastrodependiente (según los resultados del test de Silfverskjold).

Algunos autores describen la infiltración intraarticular de corticoides o de ácido hialurónico. Nosotros sólo la utilizamos en pacientes con hallux rigidus incipiente, jóvenes o pacientes con elevado riesgo quirúrgico o que rechazan la intervención, pues consideramos que pueden aliviar la sintomatología temporalmente, pero no solucionan la artrosis ni la alteración biomecánica que provoca el cuadro doloroso.

La indicación para el tratamiento quirúrgico es el dolor en la primera metatarsofalángica incapacitante para la actividad habitual cuando el tratamiento conservador no ha sido efectivo. Se han descrito numerosas técnicas quirúrgicas para el tratamiento del hallux rígidus, que van desde el remodelado articular (queilectomía), pasando por osteotomías metatarsales y de falange, hasta hemiartroplastias o artroplastias completas y artrodesis.

Los autores seleccionamos el tratamiento quirúrgico según el estadío; así en los estadios I, II y III, este último dependiendo de la edad y la actividad diaria, realizamos:

- Queilectomía más osteotomía en cuña de Moberg de la falange proximal (que fijamos con grapas dorsales) +/- alargamiento de gemelo interno proximal si existe equinismo subclínico (comprobado por un test de Silfverskjöld positivo). La queilectomía consiste en un remodelado de la corona osteofítica articular asociado a una exostectomía dorsal del 25% de la porción dorsal de la cabeza del metatarsiano descrita por DuVries (12). (Fig.3) Esta intervención está destinada a facilitar la flexión dorsal del primer dedo. (Fig. 4)
- Asociado o no a lo anterior realizamos osteotomía distal tipo Weil o Chevron sobre primer metatarsiano para realizar un acortamiento del mismo y con ello una descompresión articular pero sólo en casos de index plus, por el riesgo si no de realizar metatarsalgias de transferencia.

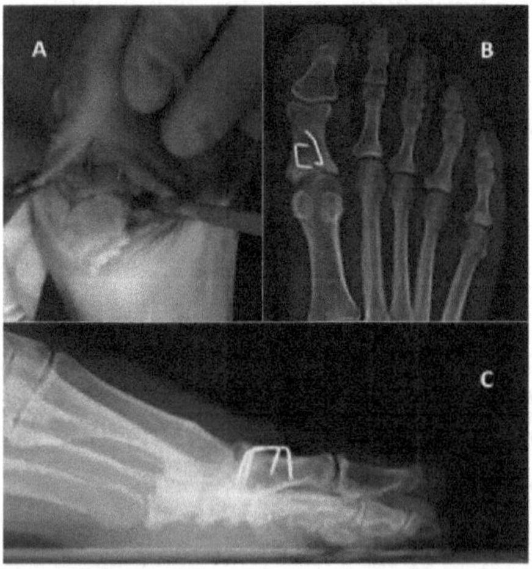

Fig.3. Imagen intraoperatoria (A) y radiografías dorsoplantar (B) y lateral (C) postoperatorias de un paciente con hallux rigidus tratado mediante la técnica de la queilectomía + osteotomía tipo Moberg.

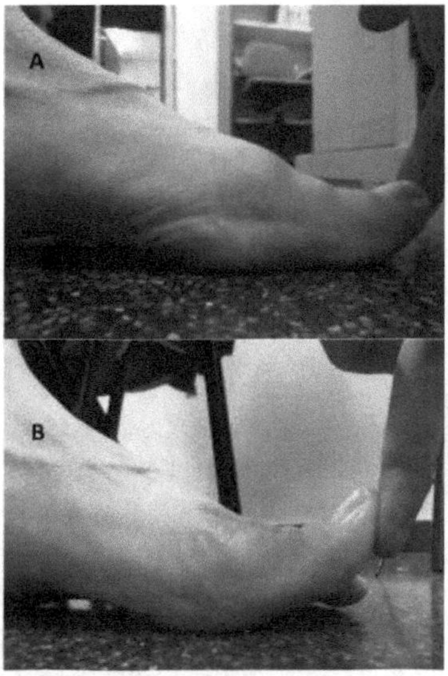

Fig.4. Imágenes clínicas preoperatoria (A) y postoperatoria (B) que muestran la ganancia en flexión dorsal y la desaparición de la queratosis interfalángica plantar tras queilectomía + osteotomía de Moberg

En estadios III en pacientes con poca demanda funcional y en los estadios IV realizamos artrodesis metatarsofalángica que veremos cómo se desarrolla técnicamente en el capítulo de material y métodos. En pocas palabras consiste en: primero resecar las superficies articulares de la cabeza de primer metatarsiano y base de la falange de primer dedo. Actualmente preferimos realizar este paso con sistema de fresas cóncavoconvexas (ya que facilitan el posicionamiento de la artrodesis manteniendo una superficie de contacto máxima). Añadimos unas microperforaciones hasta llegar a hueso subcondral para aumentar el sangrado y favorecer la consolidación de la artrodesis. (Fig.5). En segundo lugar realizamos la fijación de la artrodesis con dos tornillos cruzados (de 3,5 o 4mm) en el caso de encontrar hueso de buena calidad o bien mediante placa dorsal de estabilidad angular + tornillo interfragmentario (este último sistema de placa más tornillo interfragmentario aporta más resistencia biomecánica que la estabilización con tornillos aislados). (Fig 6). Consideramos que los más importante, en nuestra experiencia, no es el sistema empleado, sino la posición del primer dedo, la cual debe de presentar una flexión dorsal de 20° y una desviación en valgo de entre 5 y 10°. Una contraindicación relativa a la artrodesis sería una rigidez de la articulación interfalángica del primer dedo.

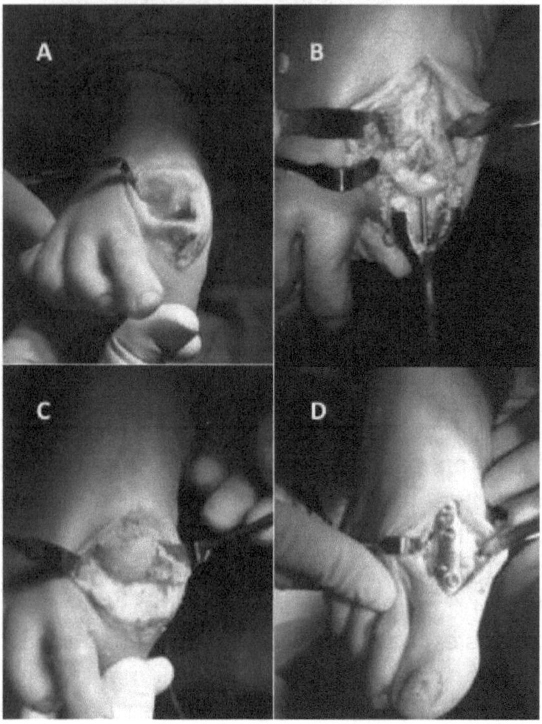

Fig.5. Imágenes clínicas intraoperatorias que muestran loa diferentes etapas de la realización de una artrodesis metatarsaofalángica en un paciente con hallux rigidus. A. Artropatía severa metatarsofalángica. B. Preparado de superficies articulares con fresas. 3. Microfracturas y aspecto de las superficies de artrodesis. 4. Fijación con placa dorsal.

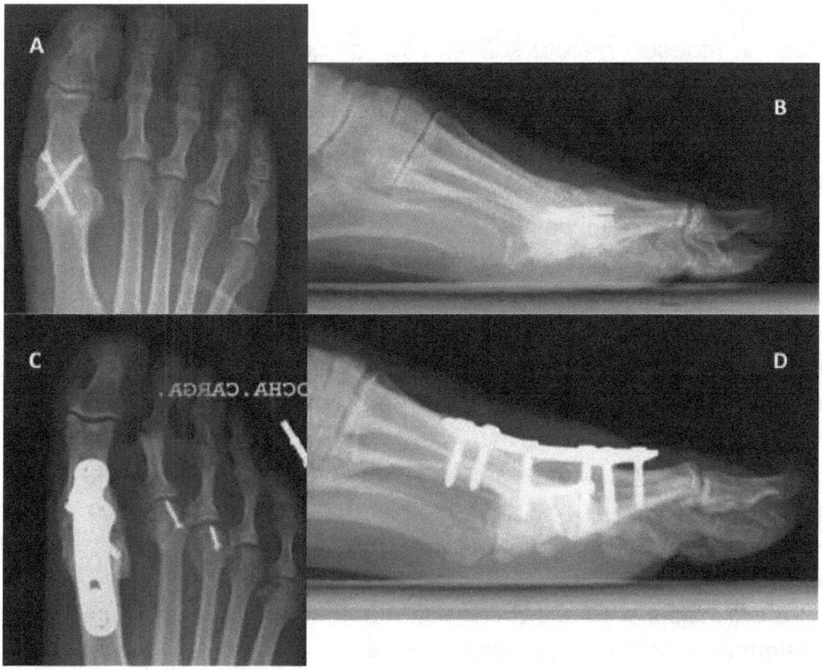

Fig.6. Rx postoperatorias dorsoplantar y lateral que muestran dos casos de hallux rigidus tratados con artrodesis fijada con tornillos (A y B) y con placa dorsal de estabilidad angular + tornillo interfragmentario (B y C).

CAPÍTULO 5: ARTRODESIS METATARSOFALÁNGICA EN EL HALLUX VALGUS Y OTRAS DEFORMIDADES DEL ANTEPIÉ

La artrodesis metatarsofalángica en el hallux valgus tiene sus principales indicaciones en: hallux valgo severo (con ángulo intermetatarsiano de >16º y ángulo metatarsofalángico de >40º), en recidivas de cirugías previas (fundamentalmente tras artroplastias de resección tipo Keller o tras osteotomías fallidas en las que a cantidad de hueso resecado y la agresión sobre las partes blandas hacen casi imposible la cirugía conservadora articular), en artropatías metatarsofalángicas, ya sean primarias, por combinación de hallux valgus-rigidus en estadios finales o por artropatías inflamatorias no controladas que producen una gran destrucción articular (artritis reumatoide, psoriásica, gota...) y en las que sin la enfermedad de base controlada, la cirugía conservadora articular mediante osteotomías llevará a la recidiva.

También tiene cabida la artrodesis metatarsofalángica del hallux en los casos de hallux varus graves que asocien degeneración artrósica severa, ya sea de forma primaria o bien secundarios a la corrección excesiva de un hallux valgus.

La artrodesis metatarsofalángica del hallux en casos de hallux valgus tiene algunas peculiaridades respecto a su empleo en casos de hallux rigidus. Es más complejo corregir la deformidad debido al gran aumento del ángulo intermetatarsiano y del metatarsofalángico y además hay que tener en cuenta que el mero hecho de artrodesar la articulación en posición adecuada va a disminuir el ángulo intermetatarsiano de forma progresiva con la carga, por lo que los autores no consideramos la necesidad de realizar osteotomías añadidas a esta cirugía. Por otro lado, en casos de recidiva nos encontraremos con abordajes previos, cicatrices y fibrosis en partes blandas, incluso pérdidas óseas severas que dificultarán la cirugía y aumentarán los riesgos. Por tanto sobre todo en estos casos debemos realizar una planificación preoperatoria exhaustiva, valorando si usaremos la misma vía de abordaje previa, si necesitaremos injerto óseo para rellenar espacios o recobrar la longitud

CAPÍTULO 6: PACIENTES

Presentamos nuestra experiencia en dicho acto quirúrgico y los resultados que ello conlleva desde el punto de vista radiológico (corrección angular) y clínico.

En este trabajo intentaremos analizar la corrección angular radiográfica de las distintas deformidades pre y postoperatorias y determinar sin son similares a los que podemos estudiar en la bibliografía. Valoraremos la mejoría clínica subjetiva de las distintas deformidades pre y postoperatorias y determinaremos si son similares a las de otros autores. Determinaremos con exactitud las patologías que se beneficiarían de dicha técnica y concluiremos con la utilidad de la artrodesis metatarsofalángica del hallux como tratamiento en casos de hallux valgus severo, hallux rigidus severo y recidivas de cirugías previas.

Las patologías que presentan los pacientes que pueden beneficiarse de la artrodesis metatarsofalángica del hallux son:

- Hallux valgus severo : deformidad en valgo del hallux severa (ángulo intermetatarsiano >20º y metatarsofalángico >40º)
- Hallux rigidus: artropatía metatarsofalángica que bloquea la movilidad (estadios III y IV)
- Artropatías reumáticas tipo Psoriasis, Artritis reumatoide que producen destrucción articular
- Recidivas de cirugías previas fallidas de hallux valgus

Se consideraron criterios de exclusión los pacientes que, presentando patología subsidiaria de artrodesis como las anteriores, ésta estaba contraindicada por procesos como:

- Infección activa local/sistémica.
- Pacientes ancianos con limitada actividad.
- Pacientes con estado general deficitario que pueda llevar a otras complicaciones.
- Patología vascular periférica.
- Neuropatías periféricas.
- Osteoporosis.

- Déficit motor del dedo o del antepié por procesos como secuelas de poliomielitis (contraindicación relativa).
- Pacientes que no asumen el déficit de movilidad que supone esta cirugía a nivel de primer dedo.

Nuestra serie se compone de 24 pacientes con la siguiente distribución de las patologías anteriormente descritas (Gráfico 1):

- Cuatro pacientes presentaban Hallux rigidus grado III-IV.

- Diecinueve pacientes presentaban Hallux Valgus severo (ángulo intermetatarsiano mayor de 16º y metatarsofalángico mayor de 40) o hallux valgus asociado a artrosis metatarsofalángica.

- Un paciente presentó Hallux Varus. Este paciente presentaba dicha deformidad tras una artroplastia de resección tipo Keller Brandes.

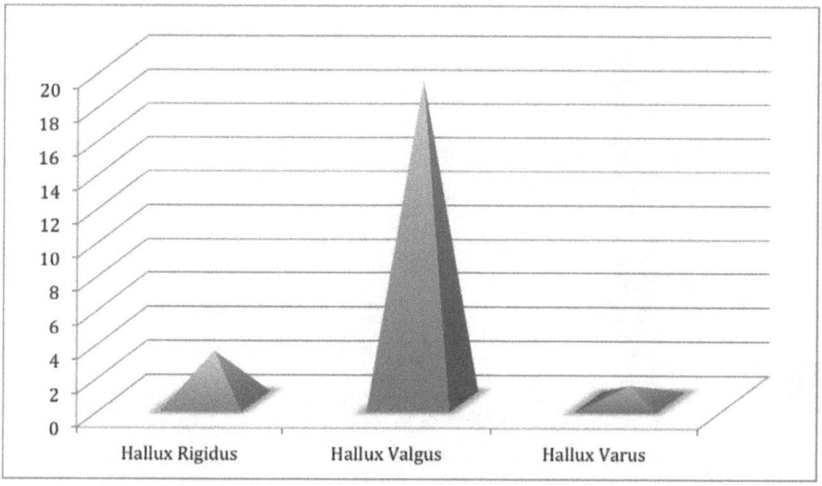

Gráfico 1. Distribución de las deformidades encontradas en la exploración de los pacientes de nuestra serie.

De los pacientes que fueron intervenidos mediante artrodesis de la primera metatarso falángica por Hallux Valgus, tres de ellos fueron Hallux valgus severos primarios como se describe anteriormente por los grados de la deformidad. Seis de los pacientes presentaban una enfermedad reumática de base causa de la deformidad en el antepié y diez pacientes habían sido intervenidos anteriormente de Hallux valgus; dos de ellos mediante osteotomía de primer metatarsiano, cinco de ellos mediante cirugía mínimamente invasiva sin realizar con ella osteotomía sobre el primer metatarsiano y sobre tres de los pacientes se había realizado intervención tipo Keller Brandes (Gráfico 2).

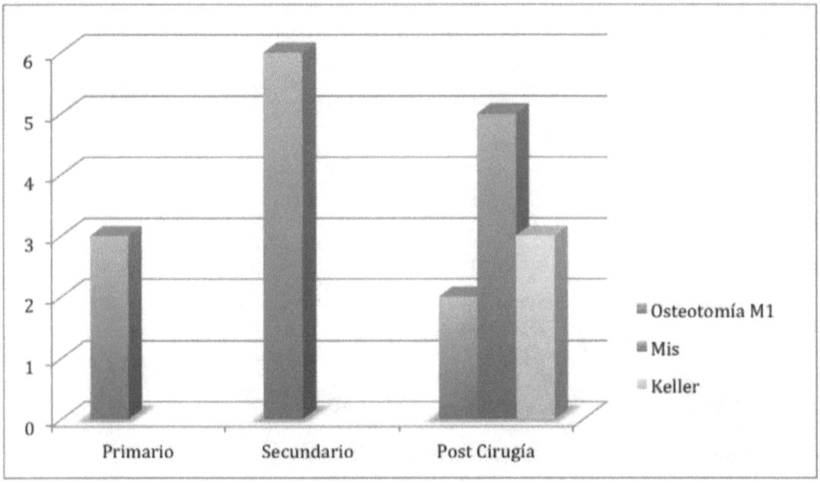

Gráfico 2. Distribución de la etiología de los Hallux valgus de nuestra serie.

En nuestros pacientes, encontramos 23 mujeres (96%) y solo 1 varón (4%)

La edad media de los pacientes es de 59.2 años, con un rango que va de 40 a 69 años.

Nuestra muestra supone un 60% de pies derechos y un 40% de izquierdos, sin que ningún paciente haya sido operado de ambos aunque actualmente dos de ellos se encuentran en lista de espera quirúrgica para el pie contralateral (por hallux rigidus).

CAPÍTULO 7: MÉTODO DIAGNÓSTICO

1. Exploración física

En todos los pacientes se ha valorado el antepie y el retropie en su conjunto en carga y descarga.

- Reductibilidad del Hallux Valgus.
- Balance articular en flexo extensión de la MTF.
- Asociación de otras deformidades en dedos menores.
- Asociación de metatarsalgia.

2. Pruebas complementarias

Todos los pacientes han sido valorados pre y postoperatoriamente mediante estudio radiográfico simple en carga dorsoplantar y lateral. Se valoran los siguientes parámetros angulares:

- *Ángulo intermetatarsiano ó M1M2*. Este ángulo entre los ejes del 1º y 2º metatarsianos, es normal si está por debajo de 9º permitiendo la clasificación según el grado en: *(Figs. 7 y 8)*:
  - Leve < 11º
  - Moderado 11º - 16º
  - Severo > 16º

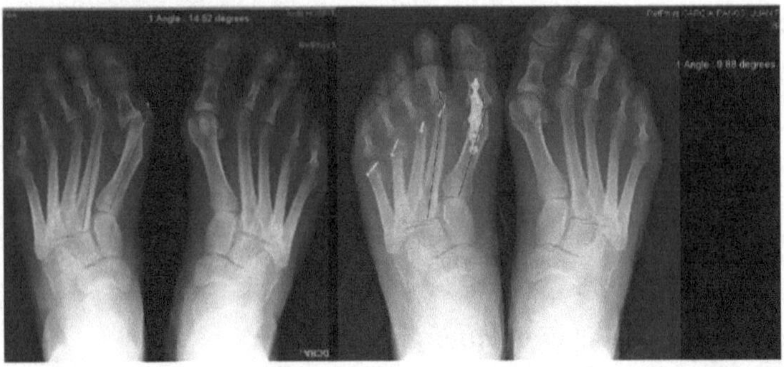

Fig 7: ángulo intermetatarsiano en pie izquierdo donde se había realizado corrección de hallux valgus mediante buniectomía y equilibrado de partes blandas
Fig 8: Ángulo corregido tras artrodesis mtf con placa específica. Intervención de metatarsalgia de dedos trifalángicos mediante osteotomía de Weil fijada con tornillo.

- *Ángulo metatarsofalángico*. Formado entre el eje mayor del primer metatarsiano y el eje mayor de la primera falange. Se busca un ángulo de 5-15º cuando se realiza la artrodesis *(Figs. 9 y 10)*.

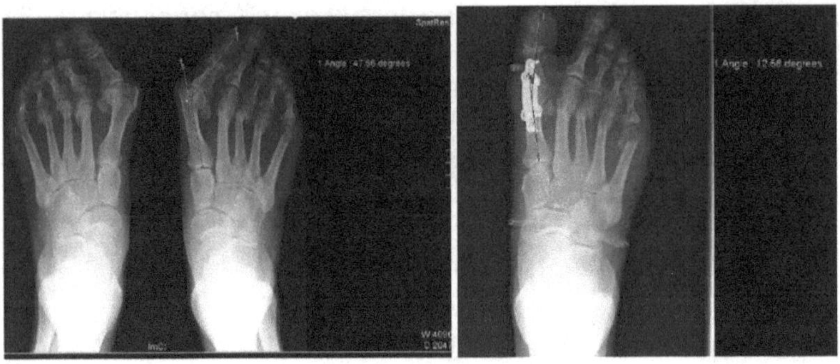

Figs. 9 y 10: Ángulo metatarsofalángico medido en antepie derecho y la corrección tras la cirugía.

- *Ángulo metatarsofalángico lateral*. Similar al metatarsofalángico pero medido en radiografía lateral en carga. En paciente normal suele ser de 30º *(Figs. 11 y 12)*.

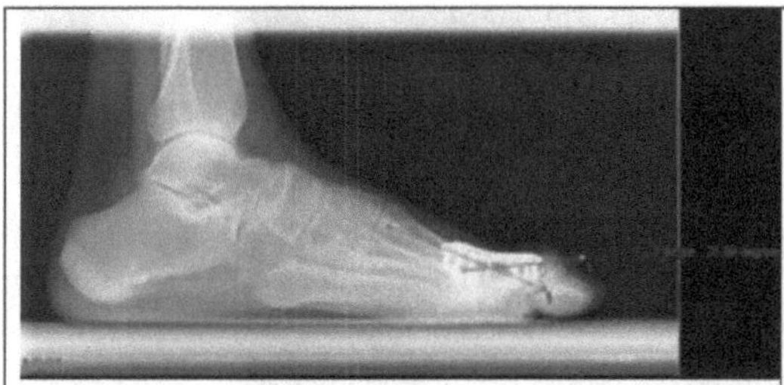

Fig. 11: Ángulo MTF sagital de 26.9º medido en paciente intervenido mediante artrodesis.

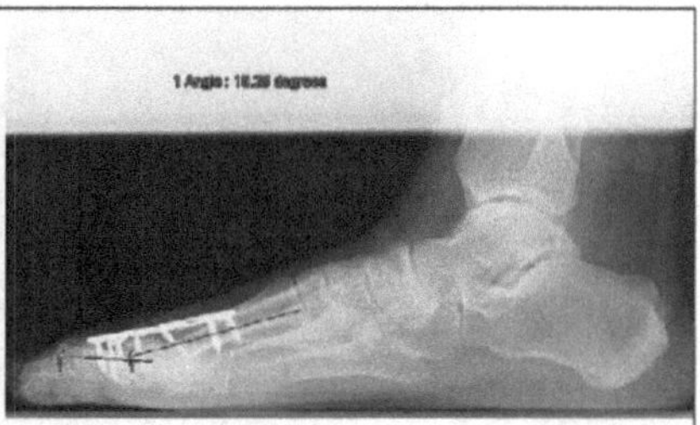

Fig. 12: Medición del ángulo MTF sagital en carga en paciente artrodesado

- *Ángulo primera falange-suelo*. Supone un ángulo entre el eje mayor de la primera falange y el plano del suelo en carga. Nos indica alteraciones de la marcha en el momento del arranque del primer radio cuando está alterado. El ángulo normal es de 10º aproximadamente *(Figs 13 y 14)*.

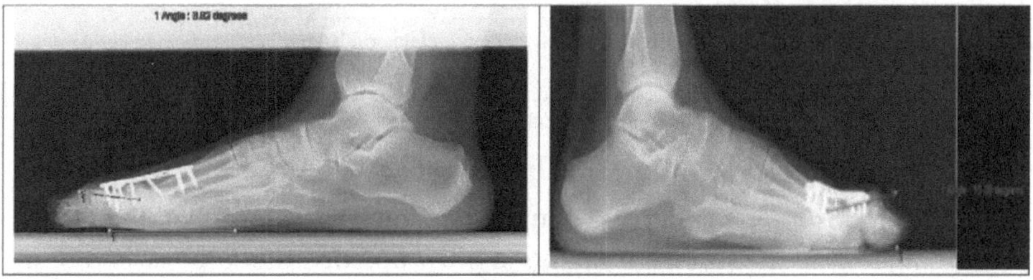

Figs 13 y 14: Ángulo falange-suelo. Medición en dos pacientes con placas de artrodesis.

- *Congruencia.* Una articulación con una desaxación importante, hasta el punto de subluxación o luxación completa complicará la cirugía y la alineación del eje durante la misma, con el correspondiente empobrecimiento del resultado final, tanto clínico como radiológico *(figuras 15 y 16)*.

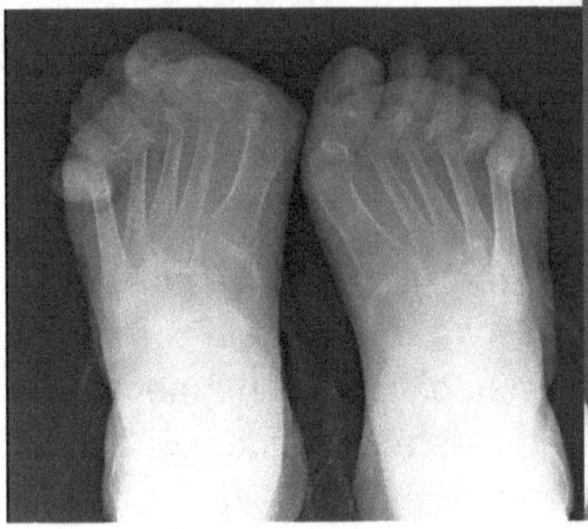

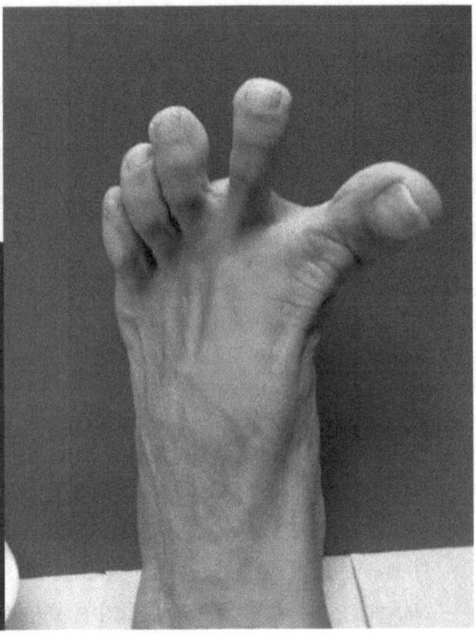

Fig. 15: imagen radiográfica donde observamos articulación metatarsofalángica con subluxación degenerativa.
Fig. 16: Imagen de antepie deformado con deformidad en hallux varus con gran desviación del hallux tras recidiva por sobrecorrección

En todos los pacientes se han medido los ángulo intermetatarsiano y metatarsofalángico dorsoplantar de forma pre y postoperatoria para valorar el grado de corrección obtenido y la posición de la artrodesis en el plano dorsoplantar. Los ángulos metatarsofalángico y ángulo falange-suelo se han medido de forma posoperatoria para valorar si la posición de la artrodesis era adecuada en el plano sagital.

En algunos pacientes con gran deformidad se utilizó TC con reconstrucción tridimensional para una valoración más precisa del estado articular y para la planificación preoperatoria

3. **<u>Uso de escala AOFAS metatarsofalángica preoperatorio y postoperatorio.</u>**

Dolor *(40 puntos)*

- Ninguno (40)
- Ligero, ocasional (30)
- Moderado, diario (20)
- Severo, casi siempre presente (0)

Función *(45 puntos)*

Limitación de actividad, necesidades de ayuda

- Sin limitación (10)
- Sin limitación para las actividades diarias, limitación para actividades de ocio, sin ayuda (7)
- Limitación para las actividades diarias y de ocio, uso de bastón (4)
- Limitación severa para las actividades de la vida diaria y de ocio, uso de ortesis (walker), muletas, silla de ruedas (0)

Tipo de calzado

- De moda, convencionales, sin modificaciones (10)
- Cómodo, con modificaciones (5)
- Zapato a medida o brace (0)

Movilidad MTF (flexión dorsal-plantar)

- Normal o ligera limitación (>75o) (10)
- Limitación moderada (30-75o) (5)
- Limitación severa (<30o) (0)

Movilidad IF (flexión plantar)

- Sin limitación (5)

- Limitación severa (<10o) (0)

Estabilidad MTF-IF (todas direcciones)

- Estable (5)
- Inestable (0)

Callos relacionados con hallux MTF-IF

- Sin callos o asintomáticos (5)
- Callo, sintomático (0)
-

Alineación (15 puntos)

- Buena, pie plantígrado, mediopie bien alineado (15)
- Regular, pie plantígrado, algún grado de desalineación, sin síntomas (8)
- Mala, pie no plantígrado, desalineación severa, sintomático (0)

TOTAL (100)

CAPÍTULO 8: MÉTODO QUIRÚRGICO

En quirófano se procede a la anestesia del miembro inferior, generalmente mediante infiltración raquídea aunque modernas técnicas de bloqueo plexular o troncular pueden ser interesantes para nuestra cirugía, ya que permiten un mejor control postquirúrgico y con ello mejores resultados subjetivos de la cirugía para el paciente. Posteriormente y tras la profilaxis antibiótica pertinente, se realiza la expresión sanguínea de la extremidad y la isquemia de la misma con manguito. Tras el lavado del pie y la cobertura con antiséptico (preferiblemente clorhexidina alcohólica como primera opción y povidona yodada como segunda opción), comenzamos la cirugía.

En los primeros pacientes de la serie, realizábamos habitualmente un abordaje dorsal metatarsofalángico estándar, paralelo al tendón extensor. En la actualidad realizamos un abordaje medial clásico entre piel dorsal piel plantar, el mismo que se realiza para el hallux valgus, para evitar que la cicatriz posterior coincida con el material de osteosíntesis, es decir, la placa. El abordaje en los casos de recidiva de cirugías previas está influenciado por la cicatriz previa. En estos casos realizamos abordaje medial siempre que sea posible y no comprometa el abordaje previo; en caso de duda se optará por utilizar la cicatriz previa. Una de los motivos de elegir el abordaje medial es que si posteriormente existen problemas agudos con la herida, infección o dehiscencia, no conlleve el tratamiento de la misma el realizar una extracción de material y así poder permitir la consolidación de la artrodesis siempre que la infección sea superficial.

La incisión medial se centra en la cabeza del primer metatarso, con tendencia hacia el dorso, extendiéndose hacia distal sobre la falange distal y hacia proximal sobre la diáfisis del primer metatarso. Tras abrir la piel, realizamos hemostasia cuidadosa de las venas comunicantes entre la circulación venosa dorsal y plantar que nos encontramos. Seguidamente realizamos apertura de la cápsula articular, levantando un ¨flap¨ de cápsula hacia dorsal y así proteger la rama nerviosa del peroneo superficial y el tendón extensor del hallux. No menos importante es no realizar tracción plantar de la cápsula ni disección de la región plantar del cuello del metatarso para así proteger la vascularización de la cabeza del primer metatarso y evitar así su necrosis, una complicación que encontramos cuando se realizan liberaciones plantares extensas del primer metatarso y en cirugías mínimamente invasivas.

El abordaje dorsal discurre en el intervalo entre el EHL (lateral) y el ramo dorsal del nervio cutáneo medial (medial), centrada en la articulación metatarsofalángica, se extiende 5-6 cm. Se identifica el tendón extensor del primer dedo, se lateraliza, se identifica el ramo dorsal nervioso, que se medializa y se realiza apertura longitudinal de la cápsula articular obteniendo dos colgajos, lateral y medial, para su posterior cierre al finalizar la cirugía. Posteriormente se desperiostiza la superficie de la falange proximal y del metatarsiano para poder trabajar sobre ella *(Figura 17)*.

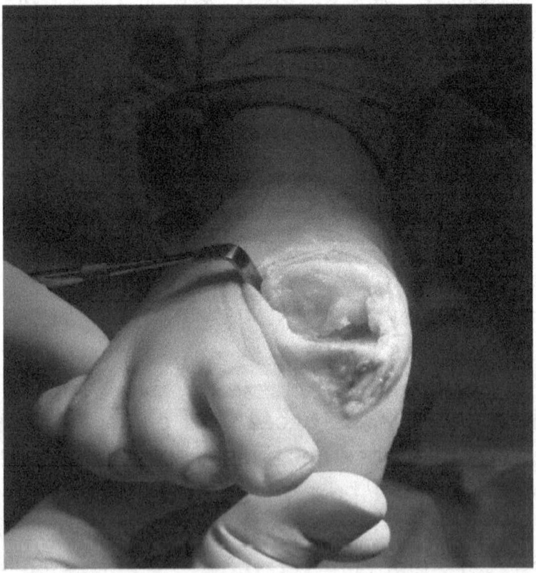

Fig. 17: Superficies desperiostizadas para comenzar a fresar.

En este paso, antiguamente, se realizaba osteotomía con sierra, o preparación con gubia, para dejar ambas superficies congruentes y sin cartílago para un contacto amplio entre ambas con el fin de la consolidación de la artrodesis, con la consiguiente dificultad que supone obtener una alineación tridimensional adecuada con cortes planos de sierra. Actualmente usamos las brocas de fresado específico (cóncavo y convexas) para metatarsiano y falange, dejando unas superficies con amplio contacto óseo en 360 grados y mayor estabilidad que al realizarlas de manera manual. Al utilizarlas, previamente las orientaremos con una aguja guía por el centro del metatarso y de la primera falange a través de la cual penetrará la fresa canulada con diferentes medidas hasta conseguir una adecuada forma dejando dos superficies de hueso subcondral de contacto. Debemos de ser cuidadosos a la hora de realizar el fresado pues habitualmente nos encontramos ante articulaciones que han sufrido intervenciones previas , como por ejemplo artroplastias de resección tipo Keller Brandes, realizando el fresado sobre articulaciones que se encuentran debilitadas con el aumento de riesgo de realizar fresados demasiados proximales en el metatarso, con el riesgo de acortar el primer radio, y en el caso de la falange proximal, de no tener suficiente superficie ósea sobre la que realizar osteosíntesis *(Figuras 18 y 19).*

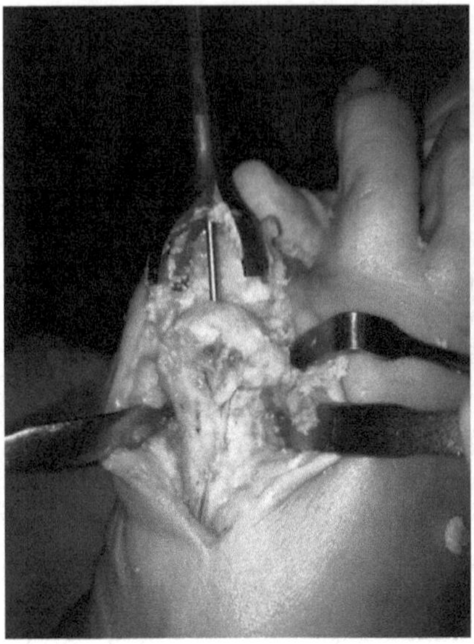 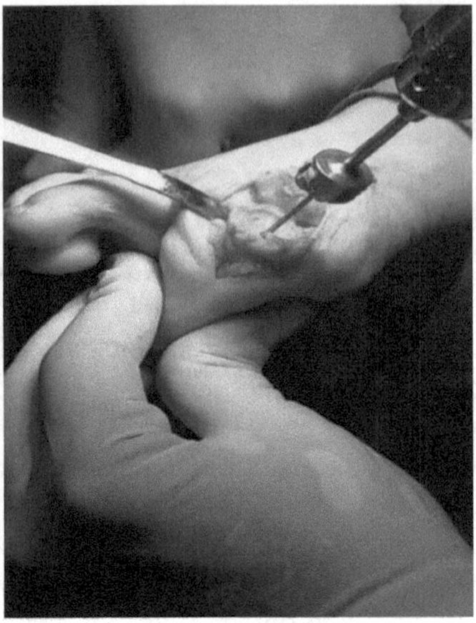

Figura 18: Guía y broca específica para primer metatarsiano. *Figura 19*: Guía y broca específica para primera falange.

Con las superficies talladas, se realizan microperforaciones con aguja o broca para reavivar el hueso subcondral y facilitar la consolidación. Seguidamente se procede a la alineación articular óptima requerida antes de realizar la síntesis. Es muy importante la orientación de la artrodesis, siendo necesario dar un ángulo algo menor de 10º de flexión dorsal y de 15º de valgo. Como consideramos este paso de vital importancia, nos aseguramos la correcta posición de la artrodesis realizando una fijación temporal con agujas de Kirchner además de la placa si esta posee sistemas que así lo permiten (placas preconformadas con la angulación anatómica que nos ayudan a asegurar una posición óptima). Para observar intraquirófano la correcta posición utilizamos la tapadera de las cajas que portan la osteosíntesis para asegurarnos que el primer dedo queda a un centímetro aproximadamente del suelo con el tobillo a 90º y que llega a tocar la superficie al realizar flexión plantar de la articulación interfalángica (figura 20).

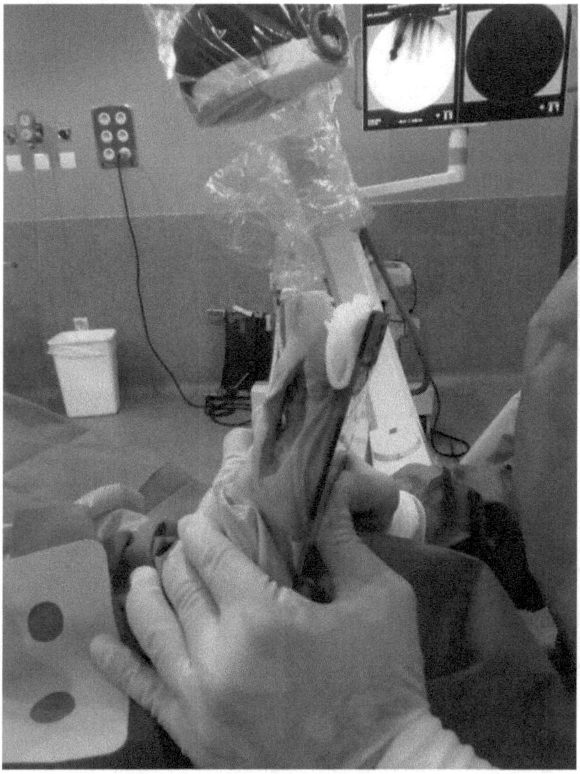

Figura 20: Comprobación en quirófano de la correcta posición del primer dedo.

El método de fijación varía según la experiencia y preferencia del cirujano, pero en nuestro hacer utilizamos habitualmente placas preformadas atornilladas con estabilidad angular, específicas para esta cirugía (otras opciones consisten en tornillos cruzados a compresión, novedosos sistemas de tornillo de tracción...). Para una mayor estabilidad, y así como aconsejan la mayoría de los autores, realizamos fijación mediante placa de estabilidad angular más un tornillo interfragmentario de plantar proximal a dorso distal de 2,7 mm o de 3,5 mm según el tamaño de la articulación.

Habitualmente realizamos fijación de la articulación previamente fresada con la placa y una o dos agujas de Kirschner. Dicha aguja sirve de guía para el tornillo interfragmentario y actualmente hay placas que permiten compresión mediante sistema de agujas con oliva a través de la misma placa permitiendo no utilizar agujas de Kirschner provisionales. Lo importante es conocer todos los sistemas para poder adecuar el más idóneo según el tipo de anatomía o dificultad que nos encontremos *(figura 21)*.

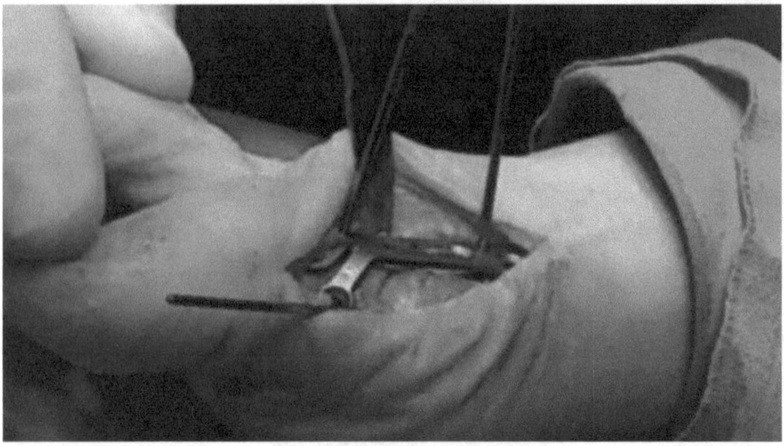

Figura 21: implantación previa de la placa y fijación provisional de las agujas.

En los casos iniciales de la serie que presentamos en este libro la artrodesis se realizó con método clásico con dos tornillos cruzados a compresión. Las placas actuales, están diseñadas facilitar la artrodesis, amoldándose perfectamente a las superficies del metatarsiano y de la falange.

También queremos destacar que en casos de rescate de cirugías previas, debido a deficiente stock óseo se debe realizar la artrodesis utilizando injerto autólogo de cresta ilíaca. En estos casos es muy importante dicho injerto para no perder longitud de primer radio y por ello realizamos la preparación del injerto con las fresas anteriormente explicadas de manera similar para que dicho injerto se adapte a la conformación cóncavo-convexa de nuestra superficie de artrodesis (figura 22 y 23).

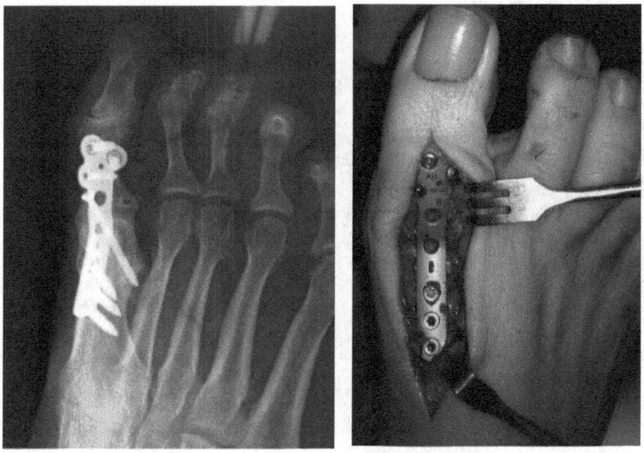

Figuras 22 y 23: radiografía y visual quirúrgica de la placa de artrodesis sobre autoinjerto de cresta iliaca.

En ocasiones existe metatarsalgia de dedos trifalángicos en los cuales se asocian osteotomías tipo triple Weil y/o dedos en martillo sobre los que debemos realizar actuaciones sobre partes blandas como tenotomías asociando artroplastias de resección de falange proximal si la deformidad es rígida.

También encontramos en consulta pacientes con grandes deformidades de antepié por enfermedad reumática que precisan asociar a la artrodesis de la primera articulación metatarsofalángica resección de las cabezas metatarsales menores para poder eliminar el dolor y corregir la deformidad (técnica de Hofman – gold estándar en casos de artropatía inflamatoria severa no controlada) (figura 24).

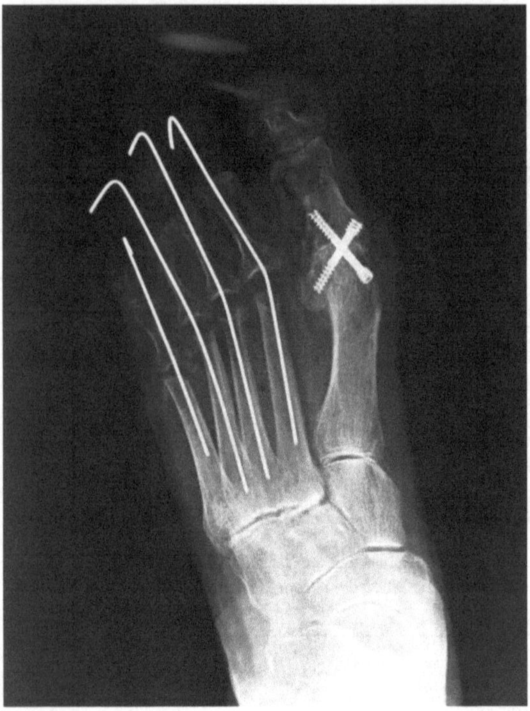

Figura 24: radiografía de control de artrodesis de la primera metatarsofalángica más realineación metatarsal.

Con la fijación y después de la comprobación externa y/o radioscópica de la óptima orientación, se termina la intervención realizando el cierre capsular y de subcutáneo y piel en bloque. Hay que tener la precaución de disecar la rama dorsal del nervio cutáneo medial para no incluirla con el material de sutura y tener problemas en el posoperatorio de dolor neurítico o hipoestesia dorsal del hallux.

Realizamos un vendaje con separación interdigital sin necesidad de abrir hasta primera revisión en consulta externa si no hay signos ni síntomas de infección.

- **Postoperatorio**

Se permite la carga parcial con zapato tacón invertido 6-8 semanas hasta comprobación de consolidación radiográfica. Uso de zapato amplio de serie tras el periodo anterior.

Retirada de sutura en dos semanas.

Estudio radiográfico postoperatorio inmediato, a la 6 semanas, 3 meses y 1 año.

CAPÍTULO 9: RESULTADOS

Todos los pacientes presentaban dolor en antepié, localizado en la primera articulación metatarsofalángica, metatarsalgia en los metatarsos menores o en las dos localizaciones. Todos los hallux valgus que se intervinieron eran severos e irreductibles por maniobras habituales previas a la cirugía, pero no hubo problema en corregirlo durante la cirugía. Los pacientes que se intervinieron por hallux rigidus tenían la movilidad disminuida (grados III y IV) y presentaban dolor en el dorso de la articulación metatarsofalángica de características mecánicas.

En 18 pacientes la artrodesis se realizó mediante placa atornillada[5], utilizando en 12 casos además un tornillo interfragmentario. En 5 casos se utilizaros 2 tornillos cruzados y en un caso se realizó fijación con Steimann por mala calidad ósea. En 3 casos hubo que aportar injerto autólogo de cresta ilíaca tricortical ya que se trataba de una recidiva de una cirugía previa con exéresis masiva de la base de la falange (Keller) con un gran defecto óseo. Se utilizó el injerto tallado para recuperar la longitud perdida *(Figuras 23 y 24)*.

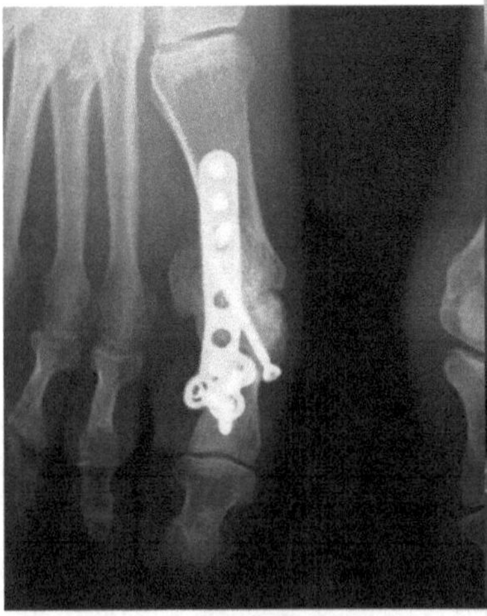

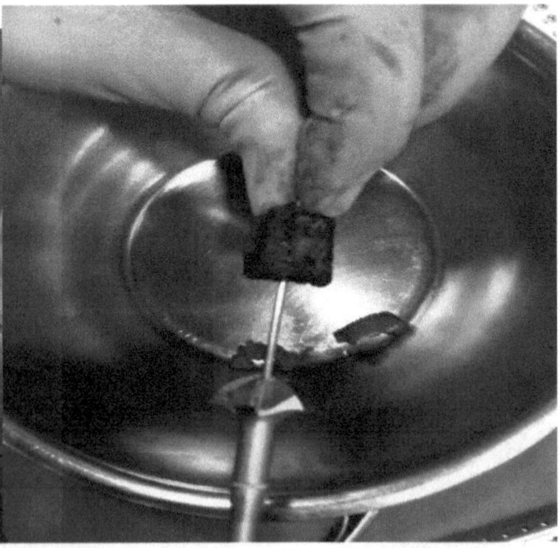

Figura 23 : Imagen de cómo se talla el injerto de cresta iliaca y se fresa ya que va a ser la superficie de contacto distal de nuestra artrodesis.

Figura 24: Radiografía de consolidación del injerto.

En la tabla 2 se resumen los pacientes, motivo de intervención, material de síntesis, cirugías asociadas y complicaciones ocurridas en la serie.

SEXO	DIAGNÓSTICO	SINTESIS	OTRAS QX	COMPLICACIONES
M	HV – ARTRITIS	PLACA /TORNILLO/INJERTO		
M	HA PRIMARIO	PLACA /TORNILLO	WEIL	
M	HV POSTQX	PLACA /TORNILLO	TENOTOMIAS	
M	HR	PLACA		
M	HV POSTQX	TORNILLOS		Retraso consolidación
M	HV POSTQX	PLACA		
H	HR	PLACA /TORNILLO	WEIL	
M	HV – ARTRITIS	PLACA /TORNILLO		
M	HR	TORNILLOS		
M	HV POSTQX	PLACA		
M	HVARUS	PLACA/INJERTO		Molestias material
M	HR	TORNILLOS		
M	HV -ARTRITIS	STEINMANN	LELIEVRE	Celulitis
M	HV POSTQX	PLACA		
M	HV PRIMARIO	PLACA /TORNILLO	WEIL	
M	HV POSTQX	PLACA /TORNILLO		
M	HV-ARTRITIS	PLACA /TORNILLO	LELIEVRE	
M	HV POSTQX	PLACA		
M	HV POSTQX	PLACA /TORNILLO		
M	HV PRIMARIO	PLACA /TORNILLO	WEIL	
M	HV - ARTRITIS	TORNILLOS	LELIEVRE	
M	HV - ARTRITIS	PLACA /TORNILLO	LELIEVRE	Pie egipcio
M	HV POSTQX	TORNILLOS		
M	HV POSTQX	PLACA /TORNILLO/INJERTO		

Tabla 2. Pacientes de nuestra serie, síntesis realizada, cirugías asociadas y complicaciones (HR: Hallux Rigidus, HV: Hallux Valgus, PostQx: post cirugía previa)

En cuanto a las complicaciones hubo un proceso de infección superficial de partes blandas (celulitis) con dehiscencia parcial de suturas que se solucionó con tratamiento antibiótico y que dejó una cicatriz algo menos estética al cerrar por segunda intención. Todos los pacientes excepto uno tuvieron una consolidación completa radiográfica en la revisión de los tres meses. El caso de retraso de consolidación[6] requirió un protocolo mayor de rehabilitación con sesiones de magnetoterapia y tratamiento para osteoporosis que mejora la formación ósea. Actualmente la paciente está asintomática y en radiografía se aprecia consolidación suficiente. En un caso tras la artrodesis quedó un primer dedo largo (pie egipcio) que produjo molestias tolerables con el calzado. En un caso encontramos molestias por roce de la placa con el calzado sin requerir la paciente la extracción del material.

En cuanto a la valoración angular los pacientes con hallux valgus preartrodesis de la primera metatarsofalángica presentaban un ángulo intermetatarsiano prequirúrgico de 14.45° de media, con un intervalo entre 8.9° y 23.6°. El ángulo metatarsofalángico previo a la cirugía era de 49.88° de media, con un mínimo de 25° y un máximo de 86.7°. La media de la corrección del ángulo intermetatarsiano posoperatorio tras la artrodesis es de 9.91°, con un intervalo entre 6.1 y 13.4°. El ángulo metatarsofalángico fue de 17.43° de media tras la cirugía, con una medida mínima de 12.4° y una máxima de 24.02° *(Tabla 3*

ÁNGULO INTERMETATARSIANO PREQUIRÚRGICO	ÁNGULO METATARSOFALÁNGICO PREQUIRÚRGICO	ÁNGULO INTERMETATARSIANO POSTQUIRÚRGICO	ÁNGULO METATARSOFALÁNGICO POSTQUIRÚRGICO
14	25	9	15
23,58	43,7	11,29	13,96
10,5	30	10,5	16
11,6	49,6	9,5	18
16,33	47,56	11,02	12,56
12,45	44,54	6,12	13,15
10,8	41,69	7,25	20,3
10,88	86,67	4,55	24,02
8,93	46	10	18
11,84	52,55	7,06	20,65
14	52	10	18
11,7	47,1	10	15,4
14,52	43,96	9,88	23,1
13,6	50	10,5	20,2
18,74	55,46	12,87	16,05
14,3	60	11,1	29
20,66	68,67	13,39	10,21
21	51,2	13	12,4
15,3	52,2	11,4	15,2

Tabla 3 Resultados de la medición de ángulos intermetatarsianos y metatarsofalángicos en pacientes con hallux valgus intervenidos con artrodesis metatarsofalángica.

La valoración angular de los pacientes con Hallux Rigidus mostró un ángulo intermetatarsiano medio de 9,8º (normal de 9º) sin cambios en el posoperatorio y un ángulo metatarsofalángico medio de 14º (normal de 15º) preoperatorio con valores posoperatorios de 14,6º. Estos ángulos suelen ser normales en los pacientes con hallux rigidus por lo que no observamos variación en el posoperatorio.

En el caso de hallux varus el ángulo intermetatarsiano preoperatorio de 5,6° pasó a 9,81 en el posoperatorio y el metatarsofalángico preoperatorio pasó de 28,4° de varo a 13,3° de valgo.

El ángulo metatarsofalángico y el ángulo falange –suelo posoperatorios nos muestran la adecuada posición de las artrodesis en el plano sagital con valores posoperatorios medios de 28,7° el metatarsofalángico y de 12,3° el ángulo falange suelo.

La evaluación de la calidad de vida de los pacientes, medida mediante la escala AOFAS, fue alta tras la cirugía, con una media de 72.73 ± 8.45 puntos, mínima de 55 puntos y una máxima de 85 puntos. Los pacientes de la muestra partían de una media en la escala AOFAS de 52 ± 11.2, con un mínimo de 31 y un máximo de 68 puntos. Se debe tomar en cuenta que la puntuación más alta esperada en pacientes tratados con artrodesis metatarsofalángicas es de 90, ya que al perder la movilidad de la articulación se pierden 10 puntos[7].

CAPÍTULO 10: DISCUSIÓN Y CONCLUSIONES

Tras la cirugía y pasados los primeros meses, todos los pacientes estudiados se encontraban satisfechos o muy satisfechos con el tratamiento realizado y con el estado en el que se encontraba el pie. A la pregunta si se operarían el otro pie ante la misma patología por esta técnica, un 82,35% (n=24) dijeron que sí.

Esta intervención permite corregir las desviaciones importantes surgidas de hallux valgus severos, recidivas de cirugías previas y hallux varus permitiendo un antepie más congruente con el calzado, mejorando así la calidad de vida percibida por el paciente. Además permite disminuir el dolor que produce la degeneración de la primera articulación metatarsofalángica, la cual por su alta demanda producen incapacidad en la marcha y frustración al paciente (23).

Generalmente, es complicado explicar al paciente que la solución a su problema es ¨dejar rígida la articulación del primer dedo¨, siendo éste el principal motivo de rechazo inicial por parte del paciente. Por eso debemos hacer hincapié en explicar adecuadamente la finalidad de la cirugía y la posibilidad de mantener una marcha cercana a la normalidad tras la artrodesis, y que no sería posible con otras técnicas en casos con artropatía tan avanzada, con tanta deformidad y en definitiva, tan complejos. Por otro lado es importante hacer entender al paciente que intentamos con esta técnica quirúrgica no tener que realizar otra, es decir, aportamos la solución con una cirugía más o menos "definitiva" (recordemos que muchos pacientes de la serie proceden de cirugías previas, en algunos casos múltiples, sin buen resultado). En general, en la bibliografía actual también se relata la satisfacción del paciente con este tratamiento (24).

En algunos estudios antiguos existe un porcentaje de consolidación muy inferior a nuestro trabajo. Esto puede deberse a los métodos de fijación más precarios con los que se realizaba la artrodesis y con los cuales era más difícil realizar compresión interfragmentaria y asegurar la estabilidad del constructo. Por esta razón, aunque nos iniciamos en la técnica de la artrodesis metatarsofalángica con fijación con tornillos, optamos actualmente por la fijación con placa específica y tornillo interfragmentario, en caso de que sea posible, ya que se ha mostrado biomecánicamente superior (25) y además las modernas placas permiten conseguir la posición adecuada de la artrodesis más fácilmente.

La corrección de los distintos ángulos medidos tras la cirugía se han mantenido en el tiempo durante las sucesivas revisiones, y actualmente varios pacientes han sido alta por este proceso. La normalización de los ángulos implica una corrección en radiografía aproximándose a una alineación normal metatarsofalángica (26). Comparativamente, los diferentes estudios analizados homólogos al nuestro corroboran la corrección y se asemejan en los datos angulares obtenidos (27).

En la escala AOFAS, la cual es un gran indicador de adecuación y calidad de vida específica en el pie, los pacientes han visto incrementar su nivel y sobre todo han referido una mejora subjetiva en dolor y en cambio de calzado, siendo éstos ítems de la escala muy importantes. La mejora en la escala no es mayor dado que con este tipo de intervención no es posible mejorar parámetros como la movilidad (28), aunque actualmente otras técnicas quirúrgicas articulares no consiguen actualmente resultados de movilidad que justifiquen su uso (13,14,16).

La mayoría de autores coinciden que en el hallux rigidus estadio I de Coughlin y Shurnas, el tratamiento de elección es el conservador. Como describimos en el capítulo de tratamiento, al clásico uso de plantillas se ha incorporado una herramienta útil en el tratamiento conservador, el zapato suela en balancín. En el estadio II, la mayoría de especialistas coinciden que es el estadío ideal para realizar tratamiento extraarticulares como son las osteotomías metatarsales, la queilectomía o las osteotomías de la falange proximal, todas ellas destinadas a disminuir clínica con un aumento de la movilidad del primer dedo en dorsiflexión. En el estadio III nos encontramos en el estadío donde encontramos mayor discrepancia entre especialistas, ya que en este punto de la patología podemos actuar sobre ella de diversas formas, y es en este punto donde consideramos que es importante individualizar el tratamiento ya que; en pacientes jóvenes deportistas puede estar indicado la queilectomía más osteotomía de la falange con el fin de evitar la artrodesis, explicando al paciente el posible pronóstico de la articulación con el paso de los años. También estaría correctamente indicada la hemiartroplastia. En pacientes de edad avanzada la intervención de Keller o la artroplastia metatarsofalángica se utiliza con resultados aceptables y también en este estadío podemos plantearnos según otros autores la artrodesis. En el estadio IV, no suele existir discrepancia, pues la mayoría de autores recomiendan la artrodesis metatarsofalángica o bien la intervención de Keller Brandes en caso de pacientes con baja demanda funcional.

No tenemos experiencia en el tratamiento del hallux rígidus mediante artroplastias o hemiartroplastias. En numerosos estudios se han comparado los resultados de las hemiartroplastias y artroplastias de la primera metatarsofalángica con la artrodesis, no obteniendo mejores resultados clínicos a largo plazo, observando rangos de movilidad lejos de los fisiológicos en la actualidad y con mayores tasas de reintervención por complicaciones (7,11,13,14,15,16). Consideramos que la sustitución protésica de esta articulación en artrosis avanzadas, será el futuro en manos de cirujanos experimentados, como en otras articulaciones del cuerpo, pero actualmente no supera a la artrodesis, la cual posee unos resultados a largo plazo más reproducibles y por ello es considerada actualmente como tratamiento ¨gold standard¨ del Hallux Rigidus en estadios avanzados.

Consideramos que en el tratamiento del hallux rígidus lo importante es planificar individualizando el caso según el estadio, la edad y las necesidades de cada paciente. En nuestras manos, la artrodesis de la primera metatarsofalángica resulta una técnica reproducible y con buenos resultados en el tratamiento del rescate de cirugías previas y en el tratamiento del estadio III y IV de Coughlin y Shurnas del hallux rígidus. También queremos destacar que el abordaje medial ha ido sustituyendo al dorsal con el paso del tiempo en nuestra unidad, por el menor riesgo de problemas o exposición del material de osteosíntesis. Además este material de osteosíntesis no es lo más importante, siempre que el sistema sea rígido. Lo más importante de la cirugía consideramos que es la posición del primer dedo, pues un primer radio en varo, o con poca dorsiflexión, puede provocar al volver a calzado de serie un importante fracaso. Por ello es coherente dedicar tiempo en la cirugía a asegurarnos de la posición de la articulación y del primer dedo, imitando la carga con el tobillo a 90º.

En los casos de hallux valgus severo primario podrían tener cabida otras técnicas como osteotomías de la base del metatarsiano, osteotomías diafisarias y artrodesis cuneometatarsiana medial, pero parece claro que en casos en los que aparece degeneración articular metatarsofalángica estas opciones no son una buena opción, alzándose la artrodesis metatarsofalángica como la mejor elección.

En aquellos casos de hallux valgus recidivado, sobre todo en los que se han realizado cirugías previas, la fibrosis y cicatriz de las partes blandas impiden su reducción por técnicas más conservadoras y en muchos casos se añade el problemas de la pérdida de stock óseo (sobre todo en aquellas artroplastias-resección de falange distal demasiado "generosas"), por lo que la artrodesis prevalece como la única opción definitiva.

De forma similar ocurre en los casos de artropatías inflamatorias avanzadas en las que la destrucción articular y la capacidad de progresión (sobre todo si no está controlada la enfermedad de base) hacen imposible la cirugía conservadora articular. Actualmente la aparición de nuevos fármacos moduladores de enfermedad están cambiando un poco está tendencia, controlando mejor la enfermedad de base y evitando grandes deformidades, abriendo más posibilidades a la cirugía conservadora articular mediante osteotomías.

Con nuestra experiencia podemos concluir que la artrodesis metatarsofalángica del hallux permite una corrección angular de la deformidad demostrada por la mejoría de los ángulos IMA y MF y que ofrece una mejoría clínica subjetiva demostrada por la mejoría de la escala AOFAS.

El hallux valgus severo, el hallux rigidus grado III y IV de la clasificación de Coughlin y Shurnas y las recidivas de cirugías previas del hallux pueden ser abordadas con esta técnica con resultados satisfactorios tanto radiológicamente como satisfacción del paciente, es decir, la artrodesis metatarsofalángica del hallux es una técnica útil como parte del arsenal terapéutico en las patologías citadas.

BIBLIOGRAFÍA

1- Davies-Colley N. Contraction of the metatarsophalangeal joint of the great toe (hallux flexus). Br Med J. 1887;1:728.

2- Cotterill JM. Stiffness of the great toe in adolescents. Br Med J.1888;1:1158–62.

3- Shereff MJ, Bejjani FJ, Kummer FJ. Kinematics of the first metatarsophalangeal joint. J Bone Joint Surg Am. 1986;68-A:392–8.

4- Coughlin MJ, Shurnas PS. Hallux Rigidus: Demographics, etiology and radiographic assessment. Foot Ankle Int. 2003;24:731–43.

5- Nilsonne H. Hallux rígidus and its treatment. Acta Orthop Scand. 1930;1:295–303.

6- Yee G, Lau J. Current concepts review: Hallux rígidus. Foot Ankle Int. 2008;29:637–46.

7- Coughlin MJ, Mann RA, Saltzman CL. Hallux rígidus. En: Surgery of the Foot and Ankle. Philadelphia: Mosby-Elsevier; 2007. p. 867–921.

8- Camasta CA. Hallux limitus and hallux rígidus. Clinical examination, radiographic findings, and natural history. Clin Podiatr Med Surg. 1996;13:423–48.

9- Durrant MN, Siepert KK. Role of soft tissue structures as an etiology of hallux limitus. J Am Podiatr Med Assoc.1993;83:173–80.

10- Flavin R, Halpin T, O'Sullivan R, Fitzpatrick D, Ivankovic A, Stephens MM. A finite-element analysi study of the metatarsophalangeal joint of the hallux rígidus. J Bone Joint Surg Br. 2008;90-B:1334–40.

11- Easley M.E, Wiesel S.W. Técnicas Quirúrgicas en pie y tobillo. 3ª ed. Philadelphia: Lippincott Wiliams & Wilkins. 2011.

12- DuVries HL. Surgery of the foot, The C.V. Mosby Co. St. Louis.1965.

13- Hasselman C, Shields N. Resurfacing of the first metatarsal head in the treatment of the hallux rigidus. Tech Foot Ankle Surg. 2008;7:31-40.

14- Kim PJ, Hatch D, Didomenico LA, Lee MS, Kaczander B, Count G, Kravette M. A multicenter retrospective review of outcomes for arthrodesis, hemi-metallic joint implant, and resectional arthroplasty in the surgical treatment of end-stage hallux rigidus. J Foot Ankle Surg. 2012 Jan-Feb;51(1)50-6.

15- Herrera Pérez M, Pais Brito JL, Valderrabano V, Cortés García P, Déniz Rodriguez B, Ayala Rodrigo A.Treatment algorith proposed for halluz rígidus. Acta Ortop Mex. 2014;28(4):253-7.

16- Gheorghiu D, Coles C, Ballester J. Hemiarthroplasty for Hallux Rigidus: Mid-Term Results. J Foot Ankle Surg. 2015 Jul-Aug;54(4):591-3.

17- Treadwell JR. First metatarsophalangeal joint arthrodesis; what is the best fixation option? A critical review of the literature. Clin Podiatr Med Surg. 2013 Jul;30(3):327-49.

18- Feilmeier M, Dayton P, Wienke JC Jr. Reduction of intermetatarsal angle after first metatarsophalangeal joint arthrodesis in patients with hallux valgus. Foot Ankle Surg. 2014 Jan-Feb;53(1):29-31.

19- Erkocak OF, Senaran H, Altan E, Aydin Bk, Acar MA. Short-term functional outcomes of first metatarsophalangeal total joint replacement for hallux rigidus. Foot Ankle Int. 2013 Nov;34(11):1569-79.

20- Gross CE, Hsu AR, Lin J, Holmes GB, Lee S. Revision MTP arthrodesis for failed MTP arthroplasty. Foot Ankle Spec. 2013 Dec;6(6):471-8.

21- Fuhrmann RA, Pillukat T. Arthrodesis of the first metatarsophalangeal joint. Oper Orthop Traumatol. 2012 Nov;24(6):513-26.

22- Brodsky J.W., Passmore R.N., Pollo F.E., Shabat S. Functional outcome of arthrodesis of the first metatarsophalangeal joint using parallel screw fixation Foot Ankle Int 2005; 26:140-146.

23- Brodsky J.W., Ptaszek A.J., Morris S.G. Salvage first MTP arthrodesis utilizing ICBG: Clinical evaluation and outcome. Foot Ankle Int 2000; 21:290-296.

24- Erdil M, Elmadağ NM, Polat G, Tunçer N, Bilsel K, Uçan V, Erkoçak OF, Sen C. Comparison of arthrodesis, resurfacing hemiarthroplasty, and total joint replacement in the treatment of advanced hallux rigidus. J Foot Ankle Surg. 2013 Sep-Oct;52(5):588-93.

25- Garras DN, Durinka JB, Bercik M, Miller AG, Raikin SM. Conversion arthrodesis for failed first metatarsophalangeal joint hemiarthroplasty. Foot Ankle Int. 2013 Sep;34(9):1227-32.

26- Mohammed R, Gadgil A. Molded arthrodesis of the hallux metatarsophalangeal joint using the crossed-screw technique: surgical technique, results and functional outcomes. Foot Ankle Surg. 2012 Jun;18(2):132-5.

27- Peace RA, Hamilton GA. End-stage hallux rigidus: cheilectomy, implant, or arthrodesis?. Clin Podiatr Med Surg. 2012 Jul;29(3):341-53.

28- Rajcy RM, McDonald PR, Shapiro HS, Boc SF. First metatarsophalangeal joint arthrodesis. Clin Podiatr Med Surg. 2012 Jan;29(1):41-9.

FSC
www.fsc.org
MIX
Papier | Fördert
gute Waldnutzung
FSC® C083411

Kolibri 360 GmbH
Ferdinand-Jühlke-Straße 7
99095 Erfurt, Deutschland
produktsicherheit@kolibri360.de

Druck:
CPI Druckdienstleistungen GmbH
im Auftrag der
Kolibri 360 GmbH
Ferdinand-Jühlke-Str. 7
99095 Erfurt